Fatoumata FANE

Quimioprevenção da malária sazonal em crianças

Fatoumata FANE

Quimioprevenção da malária sazonal em crianças

3 a 59 meses no distrito sanitário de Kati

ScienciaScripts

Cover image: www.ingimage.com

This book is a translation from the original published under ISBN 978-620-6-72191-8.

Publisher:
Sciencia Scripts
is a trademark of
Dodo Books Indian Ocean Ltd. and OmniScriptum S.R.L publishing group

120 High Road, East Finchley, London, N2 9ED, United Kingdom
Str. Armeneasca 28/1, office 1, Chisinau MD-2012, Republic of Moldova, Europe
Printed at: see last page
ISBN: 978-620-8-32581-7

DEDICATÓRIAS E AGRADECIMENTOS

DEDICACES

❖ Dou graças a **Deus**, Todo-Poderoso e Misericordioso, por nos ter permitido realizar esta obra e por nos ter ajudado em todas as circunstâncias e em todos os lugares.

❖ Ao seu Profeta **Mohamed,** que a paz e as bênçãos de DEUS estejam sobre ele, e a todos os seus fiéis companheiros.

❖ Ao meu pai**, Fané Oumar,** não consigo encontrar palavras para te agradecer muito sinceramente, és a fonte daquilo em que me tornei hoje. O teu rigor, a tua perseverança e a tua coragem no teu trabalho foram para nós uma fonte inesgotável de inspiração. Rodearam-nos de atenção, incutiram-nos os valores nobres da vida e ensinaram-nos o significado do trabalho, da honestidade e da responsabilidade. Obrigada por ter estado sempre ao meu lado, um grande apoio ao longo dos meus estudos. Sempre lutaram pelo sucesso dos vossos filhos, e esta modesta obra é o fruto de todos os sacrifícios que fizeram pela minha educação e formação.

❖ À minha mãe**, Dolo Kassatou**, tu que me deste o sopro da vida, tu que me criaste na serenidade do teu coração, tu que me nutriste e educaste, a mais maravilhosa de todas as mães. O teu sentido de generosidade na vida quotidiana não me deixou indiferente. Muitas vezes sacrificaste o teu próprio conforto só para nos agradar. As vossas orações e bênçãos permitiram-me enfrentar os altos e baixos da vida sem medo nem preocupação.

AGRADECIMENTOS

❖ A todos os meus professores, desde o ensino primário ao secundário, a todos os professores da Faculdade de Farmácia (FAPH), que nos deram cursos de qualidade, que nos incutiram a procura da excelência. Obrigado por tudo o que fizeram pela nossa formação. Que Deus vos recompense, esperando que vejam, neste trabalho, os frutos da dedicação com que demonstraram durante as aulas que nos deram.

❖ Ao pessoal do Centre Hospitalier Universitaire Pr Bocar Sidy SALL de Kati, e mais particularmente ao da Farmácia Hospitalar, fui muito bem recebido desde o meu primeiro dia e senti-me em casa. Aprender e trabalhar convosco foi um prazer imenso.

❖ À turma do **falecido Professor Drissa Diallo,** obrigado pelas muitas recordações dos anos que passámos juntos. Todos esses anos passados juntos permanecerão entre os melhores da minha vida, graças a vós. Gostaria que soubessem que tenho uma profunda amizade por vós.

❖ Ao **Dr. Nouhoun Diallo** e a todo o pessoal da farmácia **BAZI GOURMA,** obrigado pelo vosso apoio e orientação diários, pelo espírito de equipa, compreensão e tolerância, especialmente no trabalho.

❖ Por receio de uma omissão involuntária, gostaria de agradecer a todos aqueles que contribuíram de alguma forma para a elaboração desta tese e para o sucesso da minha carreira académica.

❖ Gostaria de agradecer aos membros do júri pela sua presença, pela leitura atenta desta tese e pelos comentários e sugestões que me ajudaram a concluir este trabalho com sucesso.

HOMENAGENS A MEMBROS DO JÚRI

AO NOSSO MESTRE E PRESIDENTE DO JÚRI

Professor Sanou Khô Coulibaly

- **Professor catedrático de toxicologia na FMOS ;**
- **Especialista em Toxicologia ;**
- **Docente de Toxicologia na FMOS ;**
- **Especialista em venimologia ;**
- **Membro da Sociedade Africana de Toxicologia.**

Caro Mestre

Deu-nos uma grande honra ao aceitar presidir a este júri, apesar da sua agenda preenchida. O seu rigor científico, a sua diligência, a sua acessibilidade e o seu profundo desejo de valorizar a profissão fazem de si um grande homem de ciência, cuja elevada cultura científica suscita o respeito e a admiração de todos.

É uma grande honra e um motivo de orgulho para nós estarmos entre os vossos alunos. Aceitem os nossos sinceros agradecimentos e a expressão da nossa infinita gratidão.

AO NOSSO MESTRE E JUIZ

Dra. Ismaïla SIMAGA

- **Médico-chefe do distrito sanitário de Kati ;**
- **Membro do grupo responsável pela revisão dos módulos de gestão dos centros de saúde comunitários;**
- **Membro do comité responsável pela implementação dos novos serviços gratuitos.**

Caro Mestre.

Sentimo-nos honrados com a sua presença neste júri de tese. Ficámos sensibilizados com a vossa simplicidade e disponibilidade. A sua cultura científica, pedagógica e humana, bem como os seus comentários e sugestões, muito contribuíram para melhorar a qualidade deste trabalho. Queira aceitar, caro Mestre, a expressão da nossa mais profunda gratidão e respeito.

AO NOSSO MESTRE E JUIZ

Dr. Sylvestre TRAORE

- **Farmacêutico do Hospital Universitário Bocar Sidy SALL de Kati;**
- **Assistente de gestão farmacêutica na FAPH ;**
- **Especialista em gestão de aprovisionamento e logística no sector da saúde.**

Caro Mestre

Foi uma grande honra tê-lo no nosso painel de jurados

O seu empenhamento na investigação científica, as suas competências pedagógicas, a sua dedicação a um trabalho bem feito e a sua análise perspicaz foram-nos muito úteis para levar este trabalho a bom porto.

Queira aceitar, caro mestre, a expressão do nosso profundo respeito, da nossa sincera gratidão e dos nossos melhores agradecimentos.

AO NOSSO MESTRE E CO-DIRECTOR

Dr. Mohamed dit Sarmoye TRAORE

- **Especialista em Farmácia Hospitalar na FAPH ;**
- **Chefe do Serviço de Farmácia Hospitalar do Hospital Universitário Pr Bocar Sidy SALL de Kati.**

Caro Mestre

É uma honra e um prazer para nós que tenha aceitado codirigir este trabalho, que foi por si instigado.

Ao longo da nossa carreira, ensinou-nos a sermos rigorosos no nosso trabalho e ficámos fascinados com o seu sentido de responsabilidade, a sua disponibilidade e o seu amor por um trabalho bem feito. Cada troca de impressões consigo foi uma oportunidade para enriquecer os nossos conhecimentos.

Caro Mestre, tem a nossa mais profunda gratidão e apreço.

AO NOSSO DIRECTOR DE MESTRADO E DE TESE

Professor Souleymane DAMA

- **Docente sénior de Parasitologia e Micologia na FAPH;**
- **Vice-diretor da Faculdade de Farmácia da FAPH;**
- **Especialista em farmacologia pré-clínica e clínica;**
- **Professora de investigação na FAPH.**

Caro Mestre

É uma grande honra para si aceitar a direção desta obra. Descobrimos em si um homem simples, entusiasta e de espírito aberto que, apesar da sua posição, não levanta barreiras aos seus alunos. Estas qualidades fazem de si uma pessoa excecional e exemplar. Caro Mestre, queira aceitar a expressão do nosso profundo respeito e gratidão.

ACRÓNIMOS E ABREVIATURAS

ACS: Trabalhador Comunitário de Saúde

AQ: Amodiaquina

AN-RM: Assembleia Nacional da República do Mali

ASACO: Associação de Saúde Comunitária

AS: Artesunato

CPS: Quimioprevenção da malária sazonal

CSComs: Centro de Saúde Comunitário

CSRéf: Centro de Saúde de Referência

CHU-Gt: Hospital Universitário Gabriel Touré

CHU-Point G: Hospital Universitário Point G

GPRSP: Documento de Estratégia para o Crescimento e a Redução da Pobreza

MTEF: Quadro de Despesas a Médio Prazo

ACT: Terapia combinada à base de artemisinina

MHC: Complexo Principal de Histocompatibilidade

CSP: Proteína do CircumSprorozoíto

DARC: Recetor do Antigénio Duffy para Quimiocinas

G6PD: Glucose-6-Fosfato Desidrogenase

IL4: Interleucina-4

INSP: Instituto Nacional de Serviço Público

ONG: Organização Não-Governamental

OMS: Organização Mundial de Saúde

PMA: Pacote mínimo de actividades

PDDSS: Plano Decenal de Saúde e Desenvolvimento Social

PRODESS: Programa de Desenvolvimento Socio-Sanitário

PNLP: Programa Nacional de Controlo da Malária

PLDH: Parasita Lactato Desidrogenase

SIS: Sistema de Informação Sanitária

SEC: Cuidados essenciais na comunidade

SP: Sullfadoxina-Pirimetamina

RDT: Teste de diagnóstico rápido

T: Timo

TNFα: Fator de necrose tumoral α

ÍNDICE

INTRODUÇÃO

INTRODUÇÃO

A malária é uma doença infecciosa parasitária causada pelo parasita *Plasmodium*, que se transmite principalmente através da picada de fêmeas infectadas do mosquito anopheles. São conhecidas cinco espécies de Plasmodium que infectam os seres humanos. São elas: *Plasmodium falciparum* (*P. falciparum*), *Plasmodium malariae (P. malariae*), *Plasmodium vivax* (*P. vivax*), *Plasmodium ovale* (*P. ovale*) e *Plasmodium knowlesi* (*P. knowlesi*). Duas destas cinco espécies de Plasmodium responsáveis pela malária humana são particularmente perigosas. *O Plasmodium falcifarum*, que causa o maior número de mortes, é também o mais difundido no continente africano. Há também *o Plasmodium vivax,* a espécie dominante na maioria dos países fora da África subsariana. De acordo com as últimas estimativas da Organização Mundial de Saúde, em 2023 registar-se-ão 249 milhões de casos de malária, um aumento de casos em relação a 2021. A Região Africana da OMS continua a suportar uma parte desproporcionada do fardo global da malária. Em 2022, será responsável por 95% da morbilidade e mortalidade por paludismo a nível mundial. As crianças com menos de 5 anos foram responsáveis por cerca de 80% de todas as mortes por paludismo na região, o que faz da malária uma das principais causas de mortalidade infantil. [1]. A fim de erradicar o paludismo, a OMS, através do Programa Nacional de Controlo do Paludismo (PNMC), recomendou medidas de luta contra a doença. Estas medidas incluem a utilização de redes mosquiteiras impregnadas de inseticida de longa duração, a pulverização residual de insecticidas em recintos fechados para controlo dos vectores, o acesso rápido a testes de diagnóstico em caso de suspeita de paludismo e o tratamento dos casos confirmados. [2]. Apesar destas medidas preventivas, a malária continua a ser uma grande preocupação na África Subsariana. É por isso que, em 2012, após numerosos estudos, a OMS recomendou a introdução de um programa para proteger as crianças com menos de 5 anos de idade que vivem em zonas onde a malária é endémica e a transmissão ocorre principalmente durante um período limitado, que é a estação das chuvas. Esta nova estratégia chama-se Quimioprevenção da Malária Sazonal. Implica a utilização de medicamentos ou combinações de medicamentos para prevenir a infeção por malária e as suas consequências nos grupos mais vulneráveis durante o período de elevada transmissão. [3].

Em 2020, em África, a introdução do SPC levou a uma redução do número de casos de paludismo superior a 65% nas regiões de intervenção do Mali e até 86% no Chade [4]. No entanto, de acordo com os dados do sistema de informação sanitária, o número de casos de paludismo em crianças com idades compreendidas entre os 3 e os 59 meses no distrito sanitário de Kati continua a aumentar de ano para ano [5]. Estas observações levaram-nos a avaliar os dados do CPS relativos às crianças dos 3 aos 59 meses durante estes três anos (2020-2021-2022) no distrito sanitário de Kati, a fim de analisar esta tendência.

OBJECTIVOS

OBJECTIVOS

Objetivo geral

Avaliar os dados das campanhas sazonais de quimioprevenção da malária (CPS) em crianças com idades compreendidas entre os 3 e os 59 meses no distrito sanitário de Kati.

Objectivos específicos

- ❖ Identificar as razões pelas quais as crianças com menos de 5 anos que participaram nas várias campanhas não tomaram os medicamentos CPS;
- ❖ Determinar as taxas de cobertura das diferentes campanhas de CPE no distrito sanitário de Kati;
- ❖ Verificar a incidência de malária em crianças com menos de 5 anos nas unidades de saúde.

GERAL

I. GERAL

1.1 Antecedentes históricos

A malária é uma doença muito antiga, e pensa-se que o homem pré-histórico deve ter sofrido com ela. A doença teve provavelmente origem em África e seguiu as migrações humanas ao longo da costa mediterrânica até à Índia e ao Sudeste Asiático. No passado, a malária era comum nos pântanos de Pontine, em redor de Roma, e o seu nome deriva da palavra italiana para malária ou "mau ar". Era também conhecida como "febre romana". A história da doença pode ser considerada de vários ângulos: clínico, biológico e terapêutico [6].

Aspectos clínicos

Os sintomas da febre intermitente foram descritos por Hipócrates no século V a.C.. Ele associava estas febres a determinadas condições climatéricas e ambientais e dividia-as em três tipos de acordo com a sua frequência: diária, terceira ou quarta. No século II a.C., os gregos e os romanos já tinham estabelecido uma relação entre as febres intermitentes e a proximidade de pântanos. Avicena e Avenzoar descreveram a esplenomegalia malárica e, depois dos romanos, previram o papel dos mosquitos na transmissão da malária [6].

Biologicamente

Em 1878, o hematozoário da malária foi descoberto por Alphonse Laveran, médico militar francês, em Bône, na Argélia (atualmente Annaba), descoberta que foi confirmada em Constantine (Argélia), em 1880, pela observação de uma ex flagelação. Laveran demonstrou a natureza parasitária da doença ao detetar o agente patogénico no sangue de pacientes que sofriam de febre intermitente: *o Plasmodium.*

Entre 1885 e 1897, em Itália, os trabalhos de Marchiafava, Celli, Golgi, Grassi, Welch e Fatelli confirmaram a origem parasitária da doença e descobriram as três primeiras espécies:

- *Plasmodium vivax* ;
- *Plasmodium falciparum* ;
- *Plasmodium malariae.*

Em 1897, Ross, um médico do exército indiano, provou o papel dos mosquitos na transmissão da malária.

Em 1898, Grassi confirmou a tese de Ross e demonstrou que a fêmea do anopheles era o vetor da doença.

Em 1922, Stephens descreveu uma quarta espécie plasmodial: *Plasmodium ovale.*

Em 1930, Raffaele descreveu a esquizogonia exo-eritrocítica.

Em 1948, Short e Garnham descobriram a fase intra-hepática do desenvolvimento do parasita no corpo humano.

Uma quinta espécie foi descrita recentemente (1965) no sudeste asiático: *Plasmodium knowlesi* [6].

Aspectos terapêuticos

Em 1630, Don Francisco Lopez soube pelos índios do Peru (América do Sul) das virtudes da casca de cinchona, a "árvore da febre".

Em 1820, os farmacêuticos Pierre Joseph Pelletier e Bienaimé Caventou isolaram e identificaram quimicamente o alcaloide ativo da cinchona: a quinina.

Em 1891, Erlich e Guttman observaram as propriedades anti-plasmódicas do azul de metileno.

Em 1926, foi obtido o primeiro antimalárico sintético: a primaquina, uma amino-8-quinolina.

Em 1934, Andersa sintetizou derivados da 4-aminoquinolina, incluindo a sentoquina e a cloroquina.

Em 1934, a síntese da amodiaquina, juntamente com a cloroquina, constituiu a base da terapia antimalárica.

Curd e Coll demonstraram a atividade antimalárica de certas biguanidas, sendo o proguanil a primeira molécula sintetizada.

Em 1961, as estirpes *de P. falciparum* tornaram-se simultaneamente resistentes à cloroquina e as estirpes de Anopheles aos insecticidas.

A partir de 1963, o trabalho centrou-se no desenvolvimento de moléculas activas contra estirpes *de Plasmodium* resistentes à cloroquina.

Em 1971, este trabalho levou ao desenvolvimento da mefloquina e da halofantrina.

Em 1972, investigadores do Instituto de Xangai, dirigidos pelo farmacologista Youyou Tu, demonstraram a atividade anti-plasmódica de um extrato de Artemisia annua L. (Asteracea): a Artemisinina ou Quinghaosu [6].

1.2 Ciclo do parasita

- **Em Anopheles**

O vetor e principal hospedeiro do parasita é a fêmea do mosquito Anopheles. Os mosquitos jovens ingerem o parasita pela primeira vez quando se alimentam do sangue (de que a fêmea necessita para produzir ovos) de um ser humano infetado. Uma vez ingeridos, os gametócitos *do Plasmodium* diferenciam-se em gâmetas masculinos e femininos e depois unem-se para formar um zigoto móvel, chamado ookinete, que penetra na parede do estômago do mosquito para se tornar um oocisto esférico, cujo núcleo se divide várias vezes para formar esporozoítos. A duração desta maturação depende muito da temperatura exterior. Por exemplo, no caso do *P. falciparum*, a maturação não ocorre abaixo de 18°C ou acima de 35°C, mas é máxima a cerca de 24°C. Quando o oocisto se rompe, liberta os esporozoítos, que migram através do corpo do mosquito para as glândulas salivares, de onde podem infetar um novo hospedeiro humano durante uma nova refeição de sangue, atravessando a pele com a saliva [7].

❖ **Nos seres humanos**

Fase hepática

Um fuso fino de 12 µm / 1 µm, o esporozoíto infecioso injetado num ser humano durante a picada de uma fêmea infetada do mosquito Anopheles viaja rapidamente (menos de meia hora) através da corrente sanguínea até ao fígado, onde é sequestrado em grande parte graças aos motivos adesivos da proteína maioritária do seu invólucro, a proteína do circunsporozoíto ou CSP = Circumsporozoite protein, e depois infecta os hepatócitos. Esta crise pré-eritrocítica hepática, que dura 7 a 15 dias para o *P. falciparum*, 15 dias a 9 meses para o *P. vivax*, 15 dias a X meses para o *P. ovale* e 3 semanas para o *P. malariae*, permite ao parasita continuar o seu ciclo. Os esporozoítos que não atingem o fígado são eliminados pelos fagócitos ou não podem continuar a sua evolução se atingirem outros órgãos. Uma primeira transformação completa esta forma "criptozoíta" (do grego kruptós, "escondido") num elemento uninucleado (com um único núcleo) chamado trofozoíta, que dá ao parasita a oportunidade de se multiplicar diretamente (é sempre o caso do *P. falciparum*), por esquizogonia, durante uma semana a duas semanas, resultando num enorme esquizonte (nome dado ao protozoário quando se torna ativo após a fase de incubação) com 40 a 80 µm. Este corpo azul (porque é constituído por citoplasma azul pálido quando corado com May-Grünwald-Giemsa) brota, ao mesmo tempo que perde a sua mobilidade, de modo a emitir vesículas, contendo os merozoítos jovens que serão transferidos para o sangue, iniciando assim a fase eritrocítica, ou seja, a infeção dos glóbulos vermelhos. No entanto, alguns merozoítos *de P. ovale* ou *P. vivax* podem permanecer escondidos no fígado durante vários anos, ou mesmo durante toda a vida no caso de *P. malariae*, antes de se reactivarem em ondas sucessivas. Trata-se de ciclos exo-eritrocíticos secundários que mantêm a parasitose no fígado durante dois ou três anos no caso do *P. ovale*, 3 a 5 anos ou mais no caso do *P. vivax* e durante o resto da vida do parasita no caso do *P. malariae*. Esta fase do parasita é conhecida como a "fase dormente". Esses parasitas latentes intra-hepáticos são chamados de "hipnozoítos" (do grego húpnos, "dormir") [7].

Fase de transferência

As vesículas são libertadas nos sinusóides hepáticos (vasos capilares no fígado que ligam o fígado à corrente sanguínea), onde entram na corrente sanguínea e espalham um fluxo de merozoítos jovens "pré-eritrocíticos" prontos a infetar os glóbulos vermelhos. Cada célula hepática infetada contém cerca de 100.000 merozoítos (cada esquizonte é capaz de produzir 20.000 merozoítos). É utilizada aqui uma verdadeira técnica de "Cavalo de Troia" para passar das células hepáticas para o sangue. A imagiologia in vivo em roedores, em 2005-2006, mostrou que os merozoítos eram capazes de produzir células mortas que lhes permitiam sair do fígado e entrar na corrente sanguínea, escapando assim ao sistema imunitário). Parecem guiar este "veículo" e esconder-se nele, mascarando os sinais bioquímicos que normalmente alertam os macrófagos. Esta pode ser uma nova via para medicamentos activos ou uma vacina contra a fase exo-eritrocítica antes da fase de invasão dos glóbulos vermelhos [7].

Fase sanguínea

No início da fase sanguínea longa: os merozoitos fixam-se aos glóbulos vermelhos, invadem-nos, desenvolvem-se em trofozoítos e depois dividem-se (esquizontes).

Em 2011, uma equipa internacional descobriu que um dos receptores da superfície do glóbulo vermelho que permite a entrada do parasita é essencial para esta penetração (confirmada com todas as estirpes testadas de *P. falciparum*), o que faz deste recetor um alvo para a investigação de futuras vacinas. Ao propagarem-se, os merozoítos rebentam os glóbulos vermelhos (hemólise).

A explosão dos esquizontes maduros ou "rosetas" completa o primeiro ciclo esquizogónico eritrocítico, libertando uma nova geração de plasmódios na corrente sanguínea, os merozoítos "eritrocíticos" capazes de reinfectar outros glóbulos vermelhos.

Segue-se uma sucessão regular de ciclos semelhantes, que serão gradualmente substituídos (à medida que as defesas imunitárias se organizam) por ciclos eritrocíticos gamogónicos em preparação para as formas sexuais. Os trofozoítos param de se dividir e mudam a sua relação nucleoplasmática. Estas formas de trofozoítos, com um núcleo aumentado e um citoplasma mais denso, são os gametócitos masculinos e femininos, que permanecerão em espera no sangue.

Durante esta fase, os parasitas não têm qualquer hipótese de sobreviver no ser humano: permanecem vivos durante cerca de vinte dias e depois desaparecem. Só podem continuar a desenvolver-se nos mosquitos. Nesta altura, se uma fêmea de anopheles picar uma pessoa doente, absorve os gametócitos do sangue e um novo ciclo, desta vez sexual, começa no mosquito. Os esporozoítos produzidos por esta reprodução passam para a saliva do mosquito, que pode então infetar um novo hospedeiro, e assim sucessivamente [7].

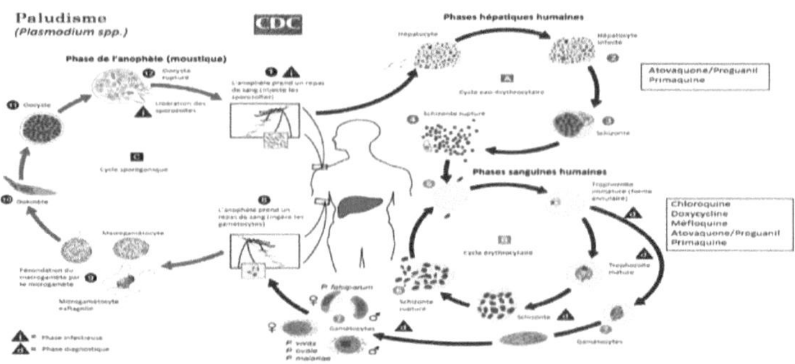

Figura 1 Ciclo de vida do parasita que causa a malária e principais locais de atividade dos medicamentos [7].

1.3 Fisiopatologia da malária

Manifestação clínica

Os hematozoários inoculados pelo mosquito começam por se localizar e multiplicar no fígado. Esta fase define um período de incubação mínimo, sem sintomas. As manifestações clínicas da malária aparecem no início da fase sanguínea, quando a parasitémia ultrapassa um limiar que varia de um indivíduo para outro. Esta multiplicação assexuada do Plasmodium no interior dos glóbulos vermelhos faz da malária, no verdadeiro sentido da palavra, uma doença parasitária dos glóbulos vermelhos. A lise dos glóbulos vermelhos parasitados (rebentamento dos esquizontes ou rosetas maduras) liberta novos parasitas (merozoítos) que, por sua vez, contaminam outros glóbulos vermelhos. Esta destruição leva também à libertação de resíduos do metabolismo plasmodial (pigmentos e resíduos celulares dos glóbulos vermelhos, ou hemozoína). Estas substâncias pirogénicas perturbam o funcionamento do hipotálamo (produção de citocinas como o TNFα) e provocam febres altas. Os primeiros ciclos são inicialmente assíncronos (malária de invasão primária, com febre contínua ou anárquica), depois sincronizam-se de acordo com um ritmo periódico, consoante a espécie de *Plasmodium*. O tempo que decorre entre a penetração de um parasita num glóbulo vermelho e o seu rebentamento é bastante constante, atingindo 48 horas no homem para o *P. vivax, P. ovale e P. falciparum* (febres de terceira fase), 72 horas para o *P. malariae* (febre de quarta fase) e apenas 24 horas para o *P. knowlesi*, a última espécie confirmada no homem. Em casos de parasitismo intenso, os glóbulos vermelhos são destruídos de tal forma que ocorrem anemia hemolítica e iterícia. O organismo reage com uma hiperplasia (aumento da produção) de macrófagos, o que explica o aumento do tamanho do fígado (hepatomegalia) e do baço (esplenomegalia). *O P. falciparum* difere das outras espécies de *Plasmodium* pela sua capacidade de entrar na corrente sanguínea através dos capilares viscerais, particularmente no tecido cerebral. Isto pode levar à formação de "rosetas" (aglomerados de glóbulos vermelhos saudáveis e parasitados), que aderem às paredes dos capilares. Esta situação pode ser acompanhada por hipoxia secundária, perturbações metabólicas e hidro-electrolíticas, lesões vasculares (paredes de pequenos vasos) e danos nos tecidos. Se não for tratada, a malária causada por *P. falciparum* apresenta um risco vital imediato (risco de síndroma de falência multivisceral, por exemplo). Os diferentes tipos de paludismo são susceptíveis de evoluir para formas crónicas (formas históricas), com uma deterioração progressiva do estado geral que pode levar à caquexia [8].

Imunidade

Após vários anos de infecções repetidas, o hospedeiro do Plasmodium pode adquirir imunidade, conhecida como premunição (sintomas atenuados de uma doença que protege contra uma infeção posterior mais grave). Existe uma grande variabilidade nas respostas à infeção por paludismo entre indivíduos que vivem nas mesmas zonas endémicas. Em regiões onde a transmissão é elevada, uma grande proporção de crianças é frequentemente portadora de parasitas *P. falciparum* sem apresentar quaisquer sintomas; este facto é conhecido como imunidade clínica. Com a idade e os sucessivos contactos homem/parasita, esta premunição vai-se instalando progressivamente, fazendo apelo a mecanismos de resistência à infeção, entre os quais as proteínas "interferão" metabolizadas e excretadas pelo fígado desempenham um papel importante na imunidade antiparasitária. É a chamada tolerância à infeção ou imunidade antiparasitária. Uma hipótese é que *o Plasmodium* precisa de ferro para se desenvolver; a deficiência de ferro causada por uma infeção inicial proporcionaria uma proteção relativa e evitaria a "superinfeção". Diz-se frequentemente que esta imunidade não é esterilizante, pois nunca foi formalmente demonstrado que os parasitas *P. falciparum* desaparecem completamente na ausência de tratamento. Diz-se também que esta imunidade é lábil, uma vez que a premunição desaparece na ausência de contactos frequentes entre o homem e o parasita (desaparece após 12 a 24 meses se o indivíduo sair da zona endémica), bem como nas mulheres grávidas. Além disso, a imunidade ao *P. falciparum* é altamente específica para a estirpe ou estirpes do parasita presentes. Estas particularidades da resposta imunitária à malária estão na origem das dificuldades de desenvolvimento de uma vacina [8].

Fator genético

Os factores genéticos podem proteger contra a malária. A maior parte dos que foram descritos estão associados aos glóbulos vermelhos. Eis alguns exemplos:

- Anemia falciforme (do grego drepanos, que significa "foice", devido à forma alongada de um certo número de glóbulos vermelhos), também conhecida como hemoglobinose S, anemia falciforme ou anemia falciforme: uma alteração na cadeia ß da hemoglobina leva à deformação dos glóbulos vermelhos, produzindo heterozigotos que proporcionam uma melhor proteção contra a malária. Os glóbulos vermelhos são deformados e a hemoglobina cristaliza-se, impedindo a entrada do parasita no glóbulo vermelho. No entanto, esta alteração leva a uma má oxigenação dos órgãos (os glóbulos vermelhos alongados não conseguem atravessar os capilares finos nem a barreira formada pelo filtro do baço, onde são destruídos) e, consequentemente, a complicações graves, incluindo a morte nos indivíduos homozigóticos (HbS/HbS). A prevalência da anemia falciforme (HbA/HbS) é elevada nas populações africanas sujeitas a uma forte pressão do paludismo, devido à resistência que oferece contra os surtos graves da doença,
- Talassemia ou anemia hereditária: o indivíduo é portador do gene SS, que provoca uma alteração na taxa de síntese das cadeias de globina, resultando numa má circulação sanguínea e numa fadiga constante,
- A deficiência genética de G6PD (Glucose-6-fosfato desidrogenase), também conhecida como favismo, que é uma enzima antioxidante que normalmente protege contra os efeitos do stress oxidativo nos glóbulos vermelhos, proporciona uma maior proteção contra a malária grave,
- O HLA-B53 está associado a um baixo risco de malária grave. Esta molécula MHC (complexo principal de histocompatibilidade) de classe I presente no fígado é um antigénio dos linfócitos T (localizados no timo) contra o estádio de esporozoíto. Este antigénio, codificado pela IL4 (Interleucina-4), produzida pelas células T (timo), promove a proliferação e a diferenciação da produção de anticorpos pelas células B. Um estudo realizado com a população Fulani do Burkina Faso, que tem menos de dois

ataques de malária e apresenta níveis mais elevados de anticorpos antipalúdicos do que os grupos étnicos vizinhos, revelou que o alelo IL4-524 T estava associado a níveis elevados de anticorpos contra a malária, o que levanta a possibilidade de poder ser um fator de aumento da resistência à malária;

- Na luta natural contra *o P. vivax* em África, o processo de seleção levou ao desaparecimento da composição genética de um recetor de membrana nos eritrócitos, a glicoproteína DARC (Duffy Antigen Recetor for Chemokines), que é o alvo de entrada do *P. vivax*. Isto significa que os indivíduos com um grupo sanguíneo Duffy negativo, abreviado FY (-), não podem ser infectados por *P. vivax*. Isto explica a ausência de *P. vivax* na população da África Ocidental, que é exclusiva ou maioritariamente do grupo sanguíneo "Duffy-negativo". No entanto, esta imunidade natural poderia ser posta em causa, uma vez que *o P. vivax* conseguiu adaptar-se a Madagáscar em indivíduos Duffy-negativos, como resultado da mistura genética entre populações africanas e asiáticas. Isto apontaria para a existência de alvos secundários para o parasita, ainda por determinar.

Existem outros factores genéticos, alguns dos quais estão envolvidos no controlo da resposta imunitária [8].

1.4 Diagnóstico da malária

Diagnóstico clínico

Os sintomas iniciais da malária (como febre, arrepios, suores, dores de cabeça, dores musculares, náuseas e vómitos) são muitas vezes inespecíficos e podem também estar associados a outras doenças (por exemplo, gripe e outras infecções virais). Do mesmo modo, os sinais clínicos não são muitas vezes auto-explicativos (temperatura elevada, sudação e fadiga). No entanto, no caso da malária grave (causada principalmente por *P. falciparum*), as caraterísticas clínicas como confusão, coma, convulsões, anemia grave e dificuldade respiratória são mais específicas e aumentam o índice de suspeita de malária. [9].

Diagnóstico

Em todos os casos em que se suspeite de paludismo, o prestador de cuidados de saúde deve efetuar uma avaliação inicial e organizar um teste parasitológico, quer através de um teste de diagnóstico rápido (RDT) de qualidade garantida, quer através de um exame microscópico de uma lâmina de esfregaço de sangue. Um ou ambos os testes podem ser utilizados como principal instrumento de diagnóstico para a confirmação e tratamento da suspeita de paludismo clínico, em qualquer situação epidemiológica, incluindo zonas de baixa transmissão. Para o diagnóstico microscópico, a gota espessa é um teste mais sensível para a deteção do parasita da malária, enquanto o esfregaço permite uma melhor identificação das espécies de parasitas.

Além disso, deve ser efectuada uma análise ao sangue, incluindo um hemograma completo e um exame químico de rotina. Se o teste da malária for positivo, estes testes adicionais serão úteis para determinar se o doente tem manifestações simples ou graves da infeção. Estes testes podem detetar anemia grave, hipoglicemia, insuficiência renal, hiperbilirrubinemia e perturbações ácido-base [9].

Técnicas de utilização de testes de diagnóstico da malária

Esfregaço de sangue

- Colocar uma gota de sangue de cerca de 5ul na extremidade de uma lâmina;
- Com uma segunda lâmina, colocada num ângulo de 45 graus em relação à primeira, tocar na gota de sangue e, em seguida, abri-la com um breve movimento da primeira lâmina para obter um espalhamento fino;
- Secar imediatamente, agitando a lâmina;
- Fixar o esfregaço, cobrindo a preparação com metanol a 95 graus;
- Em seguida, incline a lâmina para remover o excesso de líquido e deixe secar completamente;
- Coloração com May-Grünwald-Giemsa (MGG) ou Giemsa após fixação ;
- Observar com um microscópio ótico utilizando uma objetiva de imersão de 100;
- A morfologia dos parasitas no interior dos glóbulos vermelhos permite determinar a espécie envolvida;
- A parasitemia pode ser estimada como uma percentagem de glóbulos vermelhos parasitados.

O esfregaço fino é uma técnica que permite o estudo morfológico dos hematozoários. O diagnóstico diferencial entre espécies plasmodiais continua a ser um desafio, mesmo para o leitor qualificado. A sensibilidade do esfregaço fino situa-se entre 100-200 eritrócitos parasitados/ul; 50 parasitas por ul [10].

Gota grossa

- Colocar uma gota de aproximadamente 10ul de sangue numa lâmina;
- Espalhar a gota sobre um diâmetro de 1 cm com um movimento circular uniforme no sentido contrário ao dos ponteiros do relógio durante alguns segundos;
- Deixar secar cuidadosamente (longe do pó e das moscas). Após a secagem, corar a lâmina com uma solução de Giemsa a 10% durante 15 minutos;

- ❖ Lavar com água destilada e secar bem a lâmina;
- ❖ Aplicar uma gota de óleo de imersão e observar ao microscópio ótico com uma objetiva de 100 ;
- ❖ Os leucócitos aparecem com núcleos de cor púrpura escura e o parasita tem cromatina vermelha escura com citoplasma azul pálido;
- ❖ O número de parasitas é contado em 200 leucócitos, e o número médio de leucócitos/unidade de sangue é estimado em 8.000.

A parasitemia é calculada através da seguinte fórmula: Número de parasitas contados x 8000/200 = parasitemia por ul de sangue.

A sensibilidade da gota espessa é de 5-10 parasitas/unidade de sangue [10].

Testes rápidos para a deteção de antigénios de parasitas

São um auxiliar de diagnóstico, mas não substituem o esfregaço e a gota espessa.

❖ **Antigénio HRP II**

A HRP II é um antigénio plasmodial glicoproteico. Aparece na superfície dos glóbulos vermelhos parasitados especificamente pelo *Plasmodium falciparum* e é segregada durante o ciclo intra-eritrocitário, atingindo o seu pico no momento da rutura do esquizonte. Apenas as formas assexuadas do *P. falciparum* exprimem esta glicoproteína. Os testes utilizados para a sua deteção baseiam-se no princípio da imunocromatografia. Esta proteína solúvel foi a primeira a ser utilizada no desenvolvimento de testes de diagnóstico rápido. Foram identificadas pelo menos cinco proteínas da malária (HRP I, HRP II, EMP I, EMP II e EMP III) na superfície ou em associação com o citoesqueleto dos eritrócitos infectados pelo *Plasmodium falciparum*. A HRPII é uma proteína rica em histidina e alanina, que está localizada em vários compartimentos celulares, incluindo o citoplasma do parasita. O teor de histidina (H), alanina (A) e ácido aspártico (D) na HRPII é de 34%, 10% e 10%, respetivamente. Caracteriza-se por várias repetições contíguas das ordens AHH e AHHAAD. As proteínas ricas em histidina foram das primeiras proteínas plasmodiais a serem estudadas em pormenor. Foram isoladas pela primeira vez a partir de inclusões citoplasmáticas nas fases assexuadas do *P. lophurae*, um parasita da malária. Até à data, a função exacta da HRPII não é bem compreendida. A proteína II rica em histidina do *P. falciparum* foi identificada como uma heme polimerase que desintoxica o heme livre através da sua polimerização em hemozoínas inactivas. Foi demonstrado que é uma repetição hexapeptídica (Ala-His-His-AlaAla-Asp) que aparece 33 vezes na HRP II de Pf, e pode ser o principal aceitador de heme. Atualmente, a principal aplicação do nosso conhecimento detalhado da HRPII é a sua utilização no diagnóstico da malária através da deteção do antigénio HRPII de P. falciparum. Existe uma circulação prolongada de HRPII que pode ser detectada quinze dias depois de os parasitas terem desaparecido do sangue circulante. Esta eliminação mais prolongada do HRPII permite o diagnóstico retrospetivo da presença de *P. falciparum*, mas não permite avaliar a eficácia do tratamento antimalárico. Pode ser detectado por imunocromatografia no sangue total em menos de 10 minutos, com uma especificidade de cerca de 90%. A sensibilidade varia entre 83% e 100%, embora o teste possa ser comprometido por uma parasitemia baixa, associação com *P. vivax* ou uma elevada proporção de gametócitos. [11].

Antigénio PLDH

A fase intraeritrocítica do *Plasmodium falciparum* depende principalmente da energia gerada pela glicólise. O NAD consumido durante a glicólise é regenerado pela fermentação do piruvato no citoplasma celular e/ou pela cadeia de transporte de electrões nas mitocôndrias. Ao contrário das células dos mamíferos e da maioria dos organismos aeróbicos, o lactato é o produto final da via glicolítica *no Plasmodium.* A lactato desidrogenase (LDH) catalisa a redução do piruvato a lactato na presença de NADH. Isto permite uma produção rápida de energia de acordo com as necessidades do parasita. A enzima pLDH foi agora identificada, e a inibição específica desta enzima é um alvo potencial para moléculas terapêuticas anti-maláricas. A enzima pLDH é produzida por todos os parasitas humanos durante o seu desenvolvimento intraeritrocitário. A deteção da desidrogenase láctica do parasita (pLDH) foi inicialmente desenvolvida como um método de medição do crescimento do parasita in vitro durante os testes de suscetibilidade aos medicamentos. O princípio do teste é que a enzima do parasita (pLDH) tem caraterísticas bioquímicas diferentes das da LDH humana e pode, por conseguinte, ser medida diferencialmente através de um ensaio colorimétrico simples [12].

Aldolase

Outras enzimas envolvidas na via glicolítica do *Plasmodium* foram reconhecidas e consideradas como alvos para testes de diagnóstico rápido. Uma vez que o ácido cítrico está ausente durante o metabolismo energético na fase endo-eritrocítica do *Plasmodium*, a produção de ATP depende inteiramente da glicólise; a Aldolase é uma enzima-chave nesta via. Em experiências para determinar a fase de produção da Aldolase, foi demonstrado que esta enzima é constituída por duas isoenzimas: a aldo-1, que é específica do *Plasmodium falciparum*, e a aldo-2, presente noutras espécies de *Plasmodium* que não o *P. falciparum*. Os anticorpos monoclonais utilizados para detetar a Aldolase não são específicos. Utilizados em testes rápidos, são mais frequentemente combinados com HRP II para detetar tanto *o*

Plasmodium falciparum como *o Plasmodium vivax*. É detectada na membrana do parasita e no citoplasma dos glóbulos vermelhos do hospedeiro. [12].

1.5 Tratamento da malária

A malária é uma doença que pode ser prevenida e curada. O principal objetivo do tratamento é conseguir a cura completa, ou seja, a eliminação rápida e total dos parasitas da malária do sangue do doente, para evitar que a malária não complicada progrida para uma forma grave e potencialmente fatal ou para uma infeção crónica que cause anemia. Do ponto de vista da saúde pública, o objetivo do tratamento é reduzir a transmissão da infeção através da redução do reservatório infecioso e evitar o aparecimento e a propagação da resistência aos medicamentos antimaláricos [13].

A importância dos testes de diagnóstico

Para todos os pacientes com suspeita de paludismo, a confirmação parasitológica do diagnóstico deve ser obtida por exame microscópico ou por meio de um teste de diagnóstico rápido antes do início do tratamento. O tratamento só deve ser administrado com base no exame clínico se for impossível efetuar testes de diagnóstico nas 2 horas seguintes à consulta. O tratamento imediato, no prazo de 24 horas após o início da febre, com um antimalárico seguro e eficaz é essencial para permitir a recuperação e evitar complicações potencialmente fatais [13].

Tratamento da malária sem complicações

- **Tratamento de infecções por P. falciparum**

A OMS recomenda terapias combinadas à base de artemisinina (ACT) para tratar a malária não complicada causada por *P. falciparum*. Combinando 2 ingredientes activos com diferentes modos de ação, os ACT são os medicamentos antimaláricos mais eficazes atualmente disponíveis. A OMS recomenda atualmente 5 ACT contra a malária *causada por P. falciparum*. A escolha dos ACT deve basear-se nos resultados dos estudos de eficácia terapêutica contra as estirpes locais *da* malária *P. falciparum*. Os ACT são a base do tratamento recomendado para o paludismo *por P. falciparum* e, como não se prevê que nenhum outro derivado da artemisinina esteja disponível no mercado durante vários anos, a sua eficácia deve ser preservada. A OMS recomenda que os programas nacionais de controlo da malária monitorizem regularmente a eficácia dos medicamentos antimaláricos em uso para garantir que os tratamentos escolhidos continuam a ser eficazes. Nas zonas de baixa transmissão, deve ser acrescentada uma dose única de primaquina ao tratamento antipalúdico, a fim de reduzir a transmissão da infeção. O rastreio da deficiência de glucose-6-fosfato desidrogenase (G6PD) não é necessário, porque uma dose única baixa de primaquina é eficaz no bloqueio da transmissão e é pouco provável que tenha efeitos tóxicos em indivíduos com deficiência de G6PD, independentemente das variantes genotípicas envolvidas [13].

- **Monoterapia oral e resistência à artemisinina**

A artemisinina e os seus derivados não devem ser utilizados como monoterapia oral, uma vez que tal favorece o desenvolvimento de resistência à artemisinina. Além disso, as combinações em dose fixa (que combinam 2 princípios activos diferentes num único comprimido) são claramente preferíveis e fortemente recomendadas às combinações apresentadas em blisters, na mesma embalagem ou a granel, uma vez que facilitam o cumprimento do tratamento e limitam o risco de os comprimidos apresentados em conjunto serem utilizados separadamente como monoterapia. [13].

- **Tratamento de infecções por P. vivax**

As infecções por *P. vivax* devem ser tratadas com ACT ou cloroquina em zonas onde não existe resistência à cloroquina. Nas zonas onde foram identificadas estirpes *de P. vivax* resistentes à cloroquina, as infecções devem ser tratadas com um ACT, de preferência uma combinação em que o fármaco associado à artemisinina tenha uma semi-vida longa. Com exceção da combinação de artesunato + sulfadoxina-pirimetamina (AS+SP), todos os ACT são eficazes contra as infecções por *P. vivax* na fase sanguínea. A fim de evitar recaídas, a primaquina deve ser adicionada ao tratamento; a dosagem e a frequência de administração terão de ser ajustadas de acordo com a atividade enzimática da glucose-6-fosfato desidrogenase (G6PD) de cada doente [13].

Tratamento da malária grave

A malária grave deve ser tratada com artesunato injetável (intramuscular ou intravenoso) durante pelo menos 24 horas, seguido de um ciclo completo de ACT de 3 dias quando o doente puder tolerar a medicação oral. Quando o tratamento injetável não pode ser administrado, as crianças com menos de 6 anos de idade com malária grave devem receber um curso de artesunato rectal antes de serem encaminhadas imediatamente para um centro que possa fornecer tratamento parentérico completo. É imperativo que os tratamentos injectáveis à base de artemisinina e os supositórios à base de artesunato não sejam utilizados como monoterapia. O tratamento inicial da malária grave com estes medicamentos deve ser complementado por um ciclo completo de ACT de 3 dias. Isto assegura a cura completa e impede o desenvolvimento de resistência aos derivados da artemisinina. [13].

1.6 Métodos de prevenção da malária

Reduzir o contacto homem-vetor

A malária pode ser prevenida evitando as picadas de mosquito e tomando medicamentos. Consulte um médico para saber se pode tomar medicamentos quimioprofiláticos antes de viajar para zonas onde a malária é frequente.

Limitar o risco de contrair malária, evitando as picadas de mosquito:

- ❖ Utilizar redes mosquiteiras quando se dorme em locais onde a malária está presente;
- ❖ Utilização de repelentes contra mosquitos após o anoitecer ;
- ❖ Utilização de sprays ou aerossóis contra mosquitos;
- ❖ Utilização de vestuário de proteção ;
- ❖ Vacinação ;
- ❖ Colocação de redes de proteção contra insectos nas janelas [14].

Tratamento preventivo intermitente para mulheres grávidas

O tratamento preventivo intermitente deve ser administrado a todas as mulheres grávidas a partir do início do segundo trimestre. Reduz os episódios de paludismo na mãe e os riscos associados. SP corresponde às expectativas da OMS para o tratamento preventivo intermitente. Deve ser utilizado durante o segundo e terceiro trimestres de gravidez.

A dose habitual é de três comprimidos tomados numa dose única, três vezes durante a gravidez. A primeira dose durante o segundo trimestre e a segunda dose durante o terceiro trimestre da gravidez. Em alguns casos, o seu médico pode recomendar uma terceira dose. A última dose deve ser tomada pelo menos trinta dias antes da data prevista para o parto. [14].

1.6.1 Quimioprevenção do paludismo sazonal (CPS)

É recomendado em zonas de elevada transmissão sazonal de malária em toda a região do Sahel.

A sua estratégia consiste em administrar um ciclo completo de **Amodiaquina** e **Sulfadoxina-Pirimetamina** (AQ-SP) a crianças com idades compreendidas entre os 3 e os 59 meses, a intervalos regulares de um mês, começando no início da época de transmissão e administrando um máximo de quatro doses durante a época (desde que os dois medicamentos mantenham uma eficácia antimalárica suficiente). [15].

Objectivos das DPC

O principal objetivo é contribuir para :

- ❖ Reduzir o número de casos de paludismo simples ou grave ;
- ❖ Reduzir o número de internamentos hospitalares devido à malária;
- ❖ Reduzir a morbilidade e a mortalidade relacionadas com a malária em crianças com menos de 5 anos.

O objetivo específico é manter concentrações terapêuticas de medicamentos antimaláricos no sangue durante o período em que o risco de paludismo é mais elevado. [16].

Escolha de Sullfadoxina-Pirimetamina e Amodiaquina

A associação SP+AQ foi escolhida pela CPS pelas seguintes razões

❖ Os ensaios clínicos demonstraram que a combinação de MS+AQ confere uma melhor proteção do que outras combinações de medicamentos. A utilização de ambos os medicamentos em terapia dupla limita o risco de selecionar a resistência ao MS ou ao AQ como monoterapia;

❖ A SP e a AQ mantêm a sua eficácia terapêutica nas zonas sahelianas e sub-sahelianas de transmissão sazonal, onde a SPC é adequada;

❖ O tratamento MS+AQ é bem tolerado e relativamente pouco dispendioso;

❖ A combinação de SP+AQ não contém derivados de **artemisinina**. [17].

Caraterísticas do medicamento (AQ -SP)

Todos eles se apresentam sob a forma de comprimidos, pelo que a administração oral é difícil em crianças e bebés.

❖ **A Sulfadoxina-Pirimetamina** é uma combinação de uma sulfonamida e de uma Diamino-pirimidina anti-folínica. É também um esquizonticida endo-eritrocítico, mas de ação lenta. A duração da ação e a semi-vida plasmática são de aproximadamente 9 horas. [17].

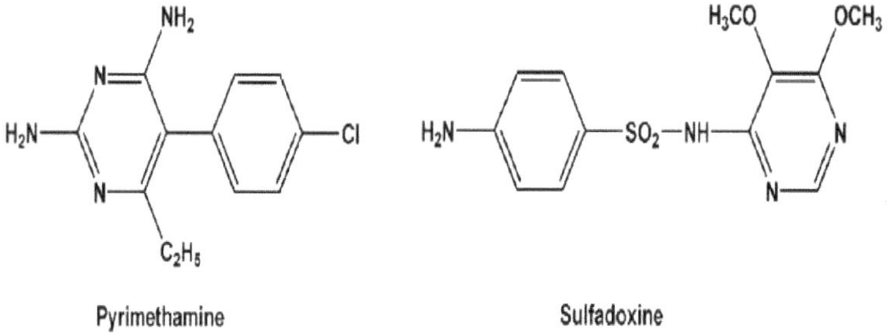

Pyrimethamine Sulfadoxine

Figura 2 Estrutura química da Sullfadoxina-Pirimetamina (www.researchgate.net)

❖ **A amodiaquina** pertence à família das 4-aminoquinolinas e é um esquizonticida endo-eritrocítico de ação rápida, com uma duração de ação e uma semi-vida plasmática de aproximadamente 10 a 30 dias. [17].

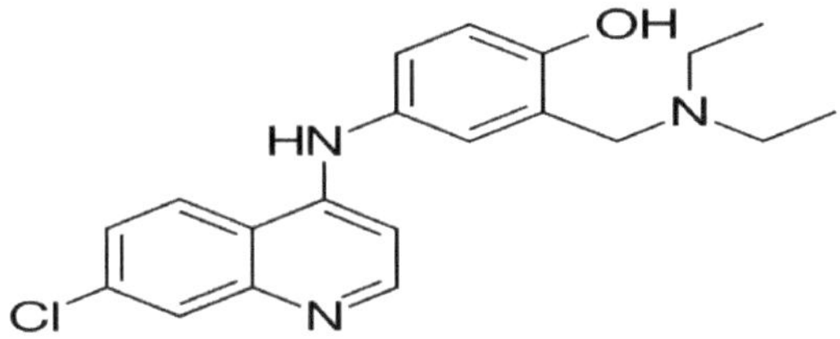

Figura 3 Estrutura química da amodiaquina (www.Amodiaquine.svg)

Armazenamento de medicamentos

Os medicamentos devem ser conservados num ambiente seco, a uma temperatura entre 8 e 28 graus, ao abrigo da humidade e da luz solar direta.

Dose recomendada de acordo com a idade

❖ Bebés <12 meses: AQ - metade de um comprimido de 153 mg uma vez por dia durante três dias e uma dose única de SP - metade de um comprimido de 500/25 mg.

❖ Crianças com idades compreendidas entre os 12 e os 59 meses: AQ um comprimido inteiro de 153 mg uma vez por dia durante três dias e uma dose única de SP - um comprimido inteiro de 500/25 mg.

❖ A dose única de SP é administrada apenas no primeiro dia com a primeira dose de AQ.

❖ Qualquer que seja a idade da criança, a dosagem deve corresponder a ½ comprimido de SP por 10kg em dose única e 10mg/kg por dia durante três dias. [18].

Indicações CPS

❖ Estar na zona hiper-endémica durante a campanha de prevenção;

❖ Crianças com idades compreendidas entre os 3 e os 59 meses sem malária confirmada ;

❖ Crianças sem antecedentes de alergia a SP ou AQ ;

❖ Criança que não recebeu um antimalárico contendo SP ou AQ nos últimos 30 dias;

❖ Crianças sem doença aguda que não estão a receber profilaxia com co-trimoxazol [18].

Contraindicação de CPS

Não deve ser administrado a :

❖ Uma criança que sofra de uma doença aguda grave ou que não possa tomar medicamentos orais;

❖ Uma criança seropositiva a tomar co-trimoxazol;

❖ Uma criança que tenha tomado uma dose de SP ou AQ no mês anterior;

❖ Uma criança alérgica a qualquer um destes medicamentos (SP-AQ) [18].

Período de referência para DPC

A DPC deve ser efectuada durante o período de alta transmissão. As datas de início e fim dependem do padrão de transmissão do paludismo, que está geralmente correlacionado com a pluviosidade. Os padrões de pluviosidade diferem de país para país e dentro de cada país. Se o plano prevê a administração de três ciclos de tratamento SPC durante a estação de alta transmissão do paludismo, o segundo ciclo deve coincidir com o pico da estação de transmissão.

Dependendo da data de administração da primeira dose de tratamento, o segundo, terceiro e quarto ciclos (se aplicável) devem seguir-se com intervalos de um mês.

Primeiro ciclo (primeiro mês)

- Dia 0: dose única de SP + primeira dose de amodiaquina (por um profissional de saúde)
- Dia 1: segunda dose de amodiaquina (pais ou encarregado de educação)
- Dia 2: terceira dose de amodiaquina (pais ou encarregado de educação)

Segundo ciclo (segundo mês)

- Dia 0: dose única de SP + primeira dose de amodiaquina (por um profissional de saúde)
- Dia 1: segunda dose de amodiaquina (pais ou encarregado de educação)
- Dia 2: terceira dose de amodiaquina (pais ou encarregado de educação)

Terceiro ciclo (terceiro mês)

- Dia 0: dose única de SP + primeira dose de amodiaquina (por um profissional de saúde)
- Dia 1: segunda dose de amodiaquina (pais ou encarregado de educação)
- Dia 2: terceira dose de amodiaquina (pais ou encarregado de educação)

Quarto ciclo (quarto mês), se aplicável

- Dia 0: dose única de SP + primeira dose de amodiaquina (por um profissional de saúde)
- Dia 1: segunda dose de amodiaquina (pais ou encarregado de educação)
- Dia 2: terceira dose de amodiaquina (pais ou encarregado de educação)

O objetivo é administrar ciclos completos de tratamento de 3 dias de SP + AQ a cada criança elegível pelo menos três vezes durante o período de elevada transmissão da malária. A proteção contra a malária clínica está associada à administração da segunda e terceira doses de amodiaquina. Por conseguinte, é importante que uma criança receba doses completas de SP + AQ durante cada ciclo de tratamento SPC. Pode ser administrado um máximo de quatro ciclos de tratamento, consoante o perfil de transmissão da malária. Se uma criança faltar a um ciclo de tratamento SPC por estar doente ou ausente, deve receber os medicamentos para o ciclo seguinte se estiver presente e bem. [17].

Efeitos secundários dos medicamentos SPC [19].

Efeitos secundários da GQ

Mesa I Eventos menores de GQ

Moléculas	Eventos menores	Definições de casos	O que fazer
Amodiaquina	Prurido	Comichão	Interromper o tratamento e tomar um anti-histamínico
	Doenças do aparelho digestivo	Náuseas Vómitos Diarreia anorexia Dor abdominal	Parar o tratamento Anti-eméticos
	Erupção cutânea	Erupção cutânea	Interrupção do tratamento e anti-histamínicos
	Dor de cabeça	Dores de cabeça	Paracetamol
	Pigmentação da ardósia		Interrupção do tratamento
	Fraqueza	Fadiga geral	Controlo
	Tremor		Controlo
	Mal-estar	Dores de cabeça	Controlo
	Manifestações cutâneas	Descolamento localizado da pele (síndrome de Lyell)	Interrupção do tratamento
	Manifestações cardíacas	Palpitação	Interrupção do tratamento

Tabela II Eventos graves de GQ

	Acontecimentos graves	Definições de casos	O que fazer
Amodiaquina	Manifestações oculares: distúrbio de acomodação; opacificação da córnea; hiperemia conjuntival.	Visão desfocada Mancha branca na córnea Irritação	Interrupção do tratamento
	Icterícia grave	Coloração amarela dos tegumentos	Interrupção do tratamento
	Manifestações cutâneas	Descolamento localizado da pele (síndrome de Lyell)	Interrupção do tratamento
	Anemia grave	Tegumento pálido	Interrupção do tratamento
	Manifestações cardíacas	Palpitação	Interrupção do tratamento

Efeitos secundários da esclerose múltipla

Tabela III Sintomas menores da EM

Molécula	**Eventos menores**	**Definições de casos**	**O que fazer**
Sullfadoxina-Pirimetamina	Prurido	Comichão	Interromper o tratamento e tomar um anti-histamínico
	Doenças do aparelho digestivo	Náuseas Vómitos Diarreia anorexia Dor abdominal	Parar o tratamento Anti-eméticos
	Erupção cutânea	Erupção cutânea	Interrupção do tratamento e anti-histamínicos

Tabela IV Sintomas graves da EM

Molécula	Acontecimentos graves	**Definições de casos**	**O que fazer**
Sullfadoxina-Pirimetamina	Agranulocitose		Interrupção do tratamento
	Trombocitopenia		Interrupção do tratamento
	Toxicidade hepática	Coloração amarela dos tegumentos	Interrupção do tratamento
	Púrpura trombocitopénica		Interrupção do tratamento
	Granulocitopenia		Interrupção do tratamento
	Anemia grave	Tegumento pálido	Interrupção do tratamento
	Síndrome de Stevens-Johson		Interrupção do tratamento
	Síndrome de Lyell		Interrupção do tratamento

Vantagens do CPS

A recomendação estratégica da OMS para SPC baseia-se nos resultados de sete estudos realizados em zonas de elevada transmissão sazonal do paludismo nas regiões sahelianas e sub-sahelianas da África Subsariana. Estes estudos mostram que a SPC com administração mensal de SP + AQ em crianças dos 3 aos 59 meses durante um máximo de quatro meses durante a estação de elevada transmissão do paludismo:

- ❖ Evita cerca de 75% de todos os ataques de malária;
- ❖ Evita cerca de 75% dos ataques graves de malária;
- ❖ Pode levar a uma redução da mortalidade infantil;
- ❖ Provavelmente reduz a incidência de anemia moderada;
- ❖ Não conduz a um recrudescimento da malária que exceda o nível anterior à administração da SPC durante a época de transmissão seguinte, um ano após a administração da SPC;
- ❖ Não foram registados eventos adversos graves, que são provavelmente raros [20].

METODOLOGIA

II. METODOLOGIA

2.1 Âmbito e localização do estudo

O nosso estudo teve lugar no distrito sanitário de Kati. De um ponto de vista histórico, a criação do círculo de Kati é lendária e confusa. Segundo as histórias contadas nas aldeias de M'PIEBOUGOU e BAMANANKIN (Kati Koro). Segundo estas histórias, pouco depois da criação de KOKOBOUGOUNI por DJIEGNOUMA KOLEBA, um membro da família (um KATIGUELEN), pouco sociável e rigoroso, deixou a aldeia para se instalar no local onde hoje se encontra Kati Koro. Em 1880, uma tropa francesa, comandada pelo tenente GALIENI, entrou em Kati e, em 1886, foi criado o acampamento militar de Kati, que recebeu o nome de Campo GALIENI de Kati. [2] A zona de Kati cobre uma superfície de 9,636 km e é limitada a norte pelo cercle de Kolokani; a leste pelo Cercle de Koulikoro; a oeste pelo Cercle de Kita; a sul pelo distrito sanitário de Kalaban Coro; a sul/oeste pelo cercle de Kangaba e pela República da Guiné-Conacri. O distrito de Bamako está inserido no de Kati. Do ponto de vista sanitário, desde a sua criação até 2022, o distrito de Kati contava com 44 CSComs. A população foi estimada em 750.595 habitantes em 2022. O Centro de Saúde de Referência de Kati (CSRéf) está organizado em secções e unidades divididas em blocos.

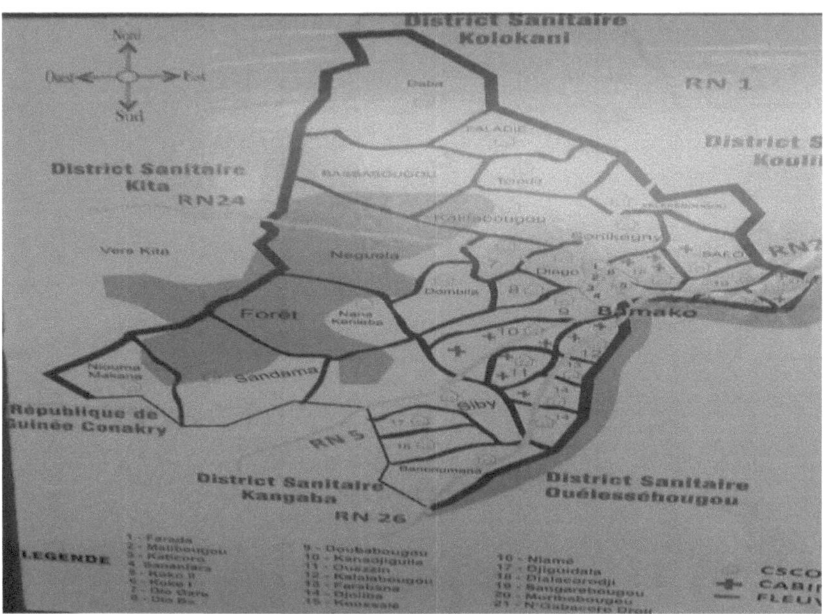

Figura 4 Mapa do distrito sanitário de Kati [5].

2.2 Tipos de estudo

Trata-se de um estudo transversal quantitativo retrospetivo.

2.3 Período de recolha

A recolha de dados teve lugar durante um período de três meses, de 1 de janeiro a 31 de março de 2023. Envolveu dados dos vários CPS de 1 de janeiro de 2020 a 31 de dezembro de 2022 no distrito sanitário de Kati.

2.4 Equipamento utilizado

O material consistia nos relatórios das 4 visitas anuais do CPS.

2.5 Instrumentos de recolha de dados

Os dados foram recolhidos através da consulta dos relatórios das 4 visitas anuais do CPS. Os dados recolhidos dizem respeito a :

- Número de crianças esperadas ;
- Grupo etário em causa ;
- Sexo;
- Os diferentes CSComs em causa.

4.6 Introdução e análise de dados

Os dados foram analisados com recurso ao Microsoft Excel 2013.

A taxa de cobertura da CPS foi calculada através da seguinte fórmula:

Taxa de cobertura CPS= (NECPS ×100)/NET

NECPS: Número de crianças que beneficiaram de CPS numa determinada área de saúde

NET: Número total de crianças esperadas numa determinada área de saúde

4.7 Autorização para distribuir dados

O médico-chefe do Kati CSRéf concordou em recolher e avaliar os dados dos Kati CPSs entre 2020 e 2022.

RESULTADOS

III. RESULTADOS

3.1 Número de crianças com um RDT positivo em comparação com as que foram submetidas ao RDT durante os SPC

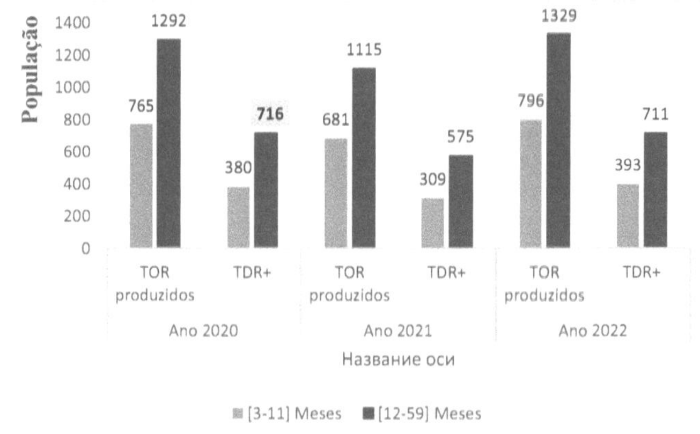

Figura 5Número de crianças com um RDT positivo em comparação com as que tiveram um RDT durante o CPS.

Para o ano de 2020, o número de crianças com um RDT positivo foi mais elevado em 2020, com 716 crianças com idades entre os [12-59] meses.

3.2 Razões pelas quais as crianças não puderam tomar os medicamentos CPS

Mesa V Razões que impediram as crianças de tomar os medicamentos CPS

Desenhos	Número médio de crianças atendidas que não receberam medicação do CPS					
	[3-11] meses			[12-59] meses		
	2020	2021	2022	2020	2021	2022
TDR+	380	309	393	716	575	711
Sob cotrimoxazol	82	123	116	153	191	179
Alergia	0	1	4	0	2	3
Vómito 2 dose	78	110	100	135	167	114
Incapacidade de engolir	4	1	1	5	2	3
Outros	5	6	18	10	19	27

A principal razão para não tomar medicamentos CPS foi um RDT positivo, com 380 em 2020, 309 em 2021 e 393 em 2022 entre os pacientes com idades entre [3-11] meses, e 716 em 2020, 575 em 2021 e 711 em 2022 entre os pacientes com idades entre [12-59] meses.

3.3 Percentagem de crianças que receberam medicação durante as 4 visitas do CPS

Tabela VI Percentagem de crianças que receberam medicação durante as 4 visitas do CPS

Objectivos	**Idade (meses)**	**Ano 2020**	**Ano 2021**	**Ano 2022**
Número de crianças que receberam SPAQ durante as 4 visitas	[3-11]	14687 (59%)	17004 (67%)	18194 (69%)
	[12-59]	75117 (64%)	89895 (75%)	88653 (72%)
Número de crianças previstas	[3-11]	24868	25561	26270
	[12-59]	117241	120194	123846

Por faixa etária, o maior percentual de crianças que receberam medicamentos nas quatro rodadas foi observado em 2021, com 75% na faixa etária de [12 a 59] meses.

3.4 Efeitos indesejáveis menores

Tabela VII Reacções adversas menores

Efeitos indesejáveis menores	**Trabalhadores**		
	2020	**2021**	**2022**
Vómitos tardios	23	0	1
Diarreia	26	0	0
Dor abdominal	102	0	0
Sonolência	178	0	1

As reacções adversas mais frequentes foram sonolência (178 casos) e dor abdominal (102 casos).

3.5 Taxa de cobertura por área de saúde em 2020

Tabela VIII Taxa de cobertura de crianças por área de saúde em 2020

Áreas da saúde	[3-11] meses	[12-59] meses	As crianças do SPAQ receberam	Criança esperada
BANCOUMANA	77%	77%	650	846
DABAN	71%	87%	351	497
DIAGO	134%	159%	334	249
DIALAKORODJI	89%	104%	1 987	2238
DIO GARE	54%	66%	174	319
DJOLIBA	66%	61%	1 088	1656
DOGODOUMA	90%	87%	586	649
DOMBILA	89%	88%	535	604
DOUBABOUGOU	80%	89%	347	435
FALADJE	72%	80%	580	801
FARABANA	45%	48%	69	154
FARADA	76%	125%	231	303
KABALABOUGOU	52%	48%	902	1741
KALIFABOUGOU	70%	95%	465	664
KANADJIGUILA	100%	103%	1 491	1492
KOKO 1	46%	78%	165	357
KOKO 2	24%	22%	90	377
KATI CORO	75%	80%	557	746
MALIBOUGOU	116%	143%	1 285	1112
MORIBABOUGOU	49%	84%	422	853
NANA KENIEBA	111%	108%	330	298
NEGUELA	28%	21%	166	589
NGABAKORO	50%	134%	168	333
NIOUMA MAKA	102%	108%	383	376
OUEZZINDOUGOU	76%	93%	183	239
SAFO	43%	78%	467	1094
SANANFARA	193%	89%	1 356	704
SANDAMA	165%	108%	682	413
SANGAREBOUGOU	69%	70%	1 038	1500
SIBY	77%	95%	606	783
SONIKEGNY	67%	89%	184	276
TORODO	50%	50%	266	527
YELEKEBOUGOU	82%	94%	545	662
DIO BA	103%	103%	184	179
DJIGUIDALA	65%	82%	94	144
NIAME	87%	104%	139	159
KOURSALE	101%	95%	300	298
TITIBOUGOU	74%	134%	150	201

Em 2020, a maior cobertura do número de crianças que receberam todos os medicamentos durante as 4 visitas do CPS foi observada nos [3-11] meses na área de saúde de Sananfara com 193%.

3.6 Taxa de cobertura por área de saúde em 2021

Tabela IX Taxa de cobertura por área de saúde em 2021

Áreas da saúde	[3-11] meses	[12-59] meses	Criança esperada	Criança SPAQ recebido
BANCOUMANA	90%	92%	869	783
DABAN	66%	91%	511	339
DIAGO	142%	108%	256	364
DIALAKORODJI	113%	142%	2300	2593
DIO GARE	78%	76%	328	257
DJOLIBA	89%	96%	1702	1512
DOGODOUMA	101%	103%	667	676
DOMBILA	92%	108%	621	570
DOUBABOUGOU	107%	98%	447	480
FALADJE	93%	101%	633	586
BASSABOUGOU	83%	85%	190	157
FARABANA	108%	84%	158	171
FARADA	117%	149%	312	366
KABALABOUGOU	68%	87%	1789	1221
KALIFABOUGOU	73%	92%	682	496
KANADJIGUILA	97%	110%	1534	1493
KOKO 1	61%	91%	367	224
KOKO 2	100%	68%	387	386
KATI CORO	88%	89%	767	674
MALIBOUGOU	101%	126%	1143	1158
MORIBABOUGOU	93%	92%	877	812
NANA KENIEBA	102%	108%	307	312
NEGUELA	95%	90%	606	577
NGABAKORO	86%	167%	342	294
NIOUMA MAKANA	76%	85%	386	294
OUEZZINDOUGOU	118%	125%	245	288
SAFO	37%	75%	1125	415
SANANFARA	98%	101%	724	712
SANDAMA	113%	116%	424	478
SANGAREBOUGOU	71%	59%	1541	1098
SIBY	90%	105%	805	727
SONIKEGNY	85%	102%	284	243
TORODO	53%	52%	542	286
YELEKEBOUGOU	111%	96%	680	752
DIO BA	102%	98%	184	188
DJIGUIDALA	81%	66%	148	119
NIAME	82%	114%	164	134
KOURSALE	99%	102%	307	305
TITIBOUGOU	63%	123%	207	130

Em 2021, a maior cobertura em termos do número de crianças que receberam todos os medicamentos durante as 4 visitas do CPS foi observada na faixa etária de [12-59] meses na área de saúde de NGABAKORO (167%).

Taxas de cobertura por área sanitária em 2022

Mesa X Taxa de cobertura por área de saúde em 2022

Áreas da saúde	[3-11] meses	[12-59] meses	Crianças esperadas	As crianças do SPAQ receberam
BANCOUMANA	71%	86%	893	637
DABAN	68%	73%	525	358
DIAGO	88%	98%	263	232
DIALAKORODJI	109%	111%	2364	2567
DIO GARE	84%	92%	193	162
DJOLIBA	91%	92%	1422	1294
SAMAYANA	87%	92%	327	284
DOGODOUMA	103%	99%	686	708
DOMBILA	105%	100%	638	668
DOUBABOUGOU	107%	101%	460	491
FALADJE	95%	93%	651	616
BASSABOUGOU	94%	115%	195	183
FARABANA	147%	231%	163	240
FARADA	86%	162%	172	149
KABALABOUGOU	76%	82%	1839	1404
KALIFABOUGOU	88%	94%	701	620
KANADJIGUILA	93%	100%	1416	1323
KOKO 1	65%	82%	377	244
KOKO 2	87%	74%	398	345
KATI CORO	99%	94%	788	782
MALIBOUGOU	91%	96%	997	904
MORIBABOUGOU	80%	91%	477	383
FOMBABOUGOU	51%	83%	424	216
NANA KENIEBA	109%	109%	315	343
NEGUELA	65%	62%	623	404
NGABAKORO	88%	183%	352	310
NIOUMA MAKANA	238%	140%	397	943
OUEZZINDOUGOU	106%	103%	252	268
SAFO	56%	90%	1156	650
SANANFARA	100%	100%	744	744
SANDAMA	105%	103%	436	459
SANGAREBOUGOU	93%	83%	1584	1467
SIBY	98%	99%	828	808
SONIKEGNY	71%	85%	292	208
TORODO	93%	63%	357	331
YELEKEBOUGOU	108%	103%	699	757
DIO BA	89%	100%	189	168
DJIGUIDALA	96%	95%	152	146
NIAME	82%	120%	168	138
KOURSALE	114%	114%	315	360
KAMBILA	122%	160%	148	180
MAGNAMBOUGOU	98%	100%	143	140
WADOUGOU S	160%	141%	178	285
MAMARIBOUGOU	69%	108%	160	110
TITIBOUGOU	108%	114%	213	229

Em 2022, a maior cobertura em termos de número de crianças que receberam todos os medicamentos durante as 4 rondas do CPS foi observada no grupo etário dos [3-11] meses na área sanitária de NIOUMA MAKANA (238%).

3.7 Incidência de paludismo em crianças com menos de 5 anos em unidades de saúde.

Tabela XI Incidência de paludismo em crianças com menos de 5 anos em estabelecimentos de saúde

Anos	Incidência de paludismo em crianças com menos de 5 anos em hospitais e unidades de saúde
2020	190,3 ‰
2021	272,3 ‰
2022	275,7 ‰

Em 2022, a taxa de incidência foi notável, com 275,7 ‰ dos casos.

COMENTÁRIOS E DISCUSSÃO

IV. COMENTÁRIOS E DEBATES

Limites e dificuldades

Neste estudo, na altura da recolha de dados, a informação sobre eventos adversos não estava disponível nos relatórios de 2021 e 2022, o que constitui uma das limitações deste estudo. Esta avaliação incidiu apenas sobre o distrito sanitário de Kati, pelo que não reflecte a do país como um todo.

O acesso aos relatórios dos vários DPCs no departamento de sistemas de informação sanitária não foi fácil, dada a carga de trabalho do responsável. O nosso conhecimento limitado da plataforma Dhis2 atrasou muito o processo de tratamento dos dados.

4.1 O número de crianças com um RDT positivo em comparação com as que foram submetidas ao RDT durante o CPS.

Em nosso estudo de 2020, descobrimos que o número de crianças positivas para TDR foi maior em 2020, com 716 (53,28%) na faixa etária de [12-59] meses. Nossos resultados são comparáveis aos do **DENA P** em **2020**, que mostrou que em 2019, das 303 crianças testadas, 49,8% eram positivas para TDR [21]. Por outro lado, nossos resultados são semelhantes aos de **SANOGO M** em **2020**, que em seu estudo constatou que em 2015 a soma de RDTs positivos foi de 51,57%, 44,45% em 2016, 47,84% em 2017 e 38,84% em 2018 [22]. Pode-se concluir que as crianças com menos de 5 anos de idade são os alvos mais susceptíveis à malária, daí a adoção da campanha CPS para crianças com menos de 5 anos de idade.

4.2 Razões pelas quais as crianças não puderam tomar os medicamentos CPS

No nosso estudo, o principal motivo que impediu as crianças de tomarem os medicamentos CPS nos últimos três anos foi um RDT positivo. Os nossos resultados diferem dos de **DIARRA B.M.** em **2021**, que no seu estudo concluiu que a principal razão era a indisponibilidade dos tutores das crianças durante a administração [23]. Podemos concluir que isto se deve ao facto de os pais não terem conhecimento do programa da campanha CPS.

4.3 Crianças que receberam medicação durante as 4 visitas do CPS

Em nosso estudo, por faixa etária, a maior porcentagem de crianças que receberam medicamentos durante os quatro turnos foi observada em 2021, com 75% das crianças de 12 a 59 meses. [erèmeeèmeeème]Nossos resultados são comparáveis aos de **MALLE A.M** em **2021**, que realizou uma avaliação anual do número de crianças que receberam medicamentos CPS durante as quatro visitas e obteve os seguintes resultados: 10% na 1 visita, 12% na 2 visita,

34% na 3 visita e 44% na 4 e última visita [24]. Pensa-se que este aumento se deve à adesão da população às várias campanhas de SPI, em resultado da sensibilização das autoridades de saúde.

4.4 Efeitos indesejáveis menores

No nosso estudo, os eventos adversos menores mais frequentes foram a dor abdominal (102% dos casos em 2020) e a sonolência (178% dos casos). No entanto, os nossos resultados são semelhantes aos de **CISSE B** et **al** em **2015,** em que os eventos adversos mais frequentes foram os distúrbios digestivos, com uma maioria de 83,2% [25]. Esses efeitos adversos não são novos e são bem relatados no resumo das caraterísticas do produto (SPC).

4.5 Taxa de cobertura por área de saúde

Nos últimos três anos, o número de áreas sanitárias do distrito de Kati aumentou para 38 em 2020 e 42 em 2022. A área sanitária com a maior taxa de cobertura de crianças que receberam todos os medicamentos durante as 4 visitas aos [3-11] meses é a área sanitária de SANANFARA com 193% e aos [12-59] meses é a área sanitária de DIAGO com 159% em 2020. Em 2021, foi a área de saúde DIAGO que registou o maior número de crianças que receberam todos os medicamentos durante as 4 visitas para [3-11] meses com 142% e para [12-59] meses foi a área de saúde NGABAKORO com 167%. Em 2022, a área sanitária de NIOMA MAKANA estava na liderança com 238% das crianças de [3-11] meses e 183% das crianças de [12-59] meses em NGABAKORO. Esta elevada taxa de participação foi também observada pela **SANOGO M** em **2020,** que determinou que a cobertura na área sanitária de Koulouba era de 103%, enquanto a cobertura em N'Tomikorobougou, Badialan e Samè era de 114%, 98,89% e 96,84%, respetivamente. No entanto, as ultrapassagens em alguns dos nossos resultados poderiam ser explicadas pela adição de uma população flutuante, que pode ser constituída por turistas ou novos residentes do distrito.

4.6 Taxa de incidência da malária

No nosso estudo, verificámos que em 2022 a incidência foi notável com 275,7 ‰ casos. Os nossos resultados são comparáveis aos de **KOUAKOU,** que no seu estudo fez uma comparação mensal sobre a incidência da infeção por malária dos participantes do estudo que tinham ou não beneficiado do SPC e encontrou os seguintes resultados: 4,3% (agosto); 5,1% (setembro); 10,7% (outubro); 16,5% (novembro) [26]. Os nossos resultados são diferentes dos de **SISSOKO M,** que compilou uma tabela representativa da incidência de malária de 2013 a 2016 e obteve as seguintes proporções: 281,2 em 2013; 237,5 em 2014; 206,9 em 2015 e 214,3 em 2016 [27]. No entanto, os nossos resultados diferem dos de **DICKO A,** que no seu estudo comparou o número de casos de malária entre 2014 e 2015 nos CScoms de Kangaba e Kolokani e obteve em Kangaba uma diminuição de 27% em 2014 e 39% em 2015; em Kolokani uma diminuição de 21% em 2014 e 38% em 2015 [28]. Esta diferença pode ser interpretada pelo facto de que no seu estudo ele comparou o número de casos de malária entre 2014 e 2015, o ano coberto pelo CPS, em comparação com 2013, o ano sem o CPS.

CONCLUSÃO E RECOMENDAÇÕES

V. CONCLUSÕES E RECOMENDAÇÕES

Conclusões

No final deste trabalho, a avaliação dos dados mostra uma cobertura satisfatória da DPC e um desenrolar regular das diferentes passagens nos últimos três anos. A taxa de RDTs positivos aumentou a cada ano. As principais razões para não tomar a medicação foram os RDT positivos, os vómitos e as crianças em co-trimoxazol. Foram registadas reacções adversas menores durante as várias campanhas, mas não foram notificados casos graves. No entanto, uma avaliação dos dados relativos aos anos correspondentes revela um aumento da incidência da doença.

É necessário melhorar a qualidade da sensibilização para os efeitos adversos dos medicamentos, bem como para os dos tutores das crianças.

Recomendações

No final deste estudo sobre a análise dos dados das campanhas sazonais de quimioprevenção do paludismo em crianças com idades compreendidas entre os 3 e os 59 meses no distrito sanitário de Kati durante os últimos três anos 2020-2021-2022, formulámos as seguintes recomendações dirigidas a

Trabalhadores do sector da saúde

❖ Criar um sistema de controlo da adesão ao tratamento para garantir que as doses são efetivamente tomadas no domicílio, permitindo assim avaliar a eficácia da quimioprevenção;

❖ Redobrar os esforços para detetar e notificar os acontecimentos adversos comunicados pelos agregados familiares;

❖ Reforçar a comunicação e a sensibilização a todos os níveis.

À população do distrito de Kati

❖ Respeitar as medidas pessoais e colectivas de prevenção da malária;

❖ Seguir os conselhos dados pelos profissionais sobre a malária.

REFERÊNCIAS

VI. REFERÊNCIAS

1. OMS. Relatório Mundial sobre a Malária. 2022.

2. OMS. Quimioprevenção da malária sazonal através da administração de sullfadoxina-pirimetamina e amodiaquina a crianças 2013.

3. Programa Mundial de Luta contra a Malária. Acedido em: 14 de julho de 2023. [Online]. Disponível em: https://www.who.int/fr/teams/global-malaria-programme/case-management/treatment.

4. Malária (ANOFEL) Association Française des Enseignants de Parasitologie et Mycologie 2014 [Internet]. [cited 6 Sep 2023]. Disponível em: https://fr.readkong.com/page/paludisme-association -française-des-enseignants-de-6695706.

5. dhis2, "Mali health information system, incidence of malaria in the Kati health district in 2020, 2021, 2022", janeiro de 2023.

6. NMCP: MALÁRIA | Malária Geral. Acedido em: 6 de junho de 2024. [Em linha]. Disponível em: https://www.pnlpcotedivoire.org/paludisme-generalites/.

7. Malária: causas, sintomas e tratamentos - Dicas de saúde. Acedido em: 14 de julho de 2023. [Em linha]. Disponível em: https://www.pharma-gdd.com/fr/paludisme-causes-symtpomes-et-traitements.

8. NMCP: Medicamentos para a prevenção e o tratamento da malária: recomendações canadianas para a prevenção e o tratamento da malária - Canada.ca. 2019. [Citado em 14 de julho de 2023]. Disponível em: https://www.canada.ca/fr/sante-publique/services/ccmtmv/recommandations-canadienne-prevention-traitement-paludisme-malaria/chapitre-8-medicaments.html.

9. Diagnóstico da malária: recomendações canadianas para a prevenção e tratamento da malária. Acedido em: 14 de julho de 2023. [Em linha]. Disponível em: https://www.canada.ca/fr/sante-publique/services/ccmtmv/recommandations-canadienne-prevention-traitement-paludisme-malaria/chapitre-6-diagnostic-paludisme.html.

10. Tudo sobre os testes de rastreio rápido, hiv.org. Acedido em: 14 de julho de 2023. [Em linha]. Disponível em: https://vih.org/20090928/tout-sur-les-tests-de-depistage-rapide/.

11. TESTE MALÁRIA HRP-2, st, 1 teste (STANDARD Q P.f 09MAL10D)", MSF. Acedido em: 6 de junho de 2024. [Em linha]. Disponível em: https://www.unicat.msf.org/fr/cat/product/81056.

12. G. A. B. ™Patrick, "Avaliação do teste "SD BIOLINE Malaria Antigen Pf (HRP2; pLDH)" para o diagnóstico rápido da malária em Abidjan (Costa do Marfim) em 2014", 2014.

13. NMCP: GESTÃO | Tratamento do paludismo . Acedido em: 6 de junho de 2024. [Em linha]. Disponível em: https://www.pnlpcotedivoire.org/traitement-du-paludisme/.

14. Prevenção da malária - Centre Hospitalier Universitaire (CHU) de Toulouse. Acedido em: 14 de julho de 2023. [Em linha]. Disponível em: https://www.chu-toulouse.fr/-prevention-du-paludisme.

15. Recomendação geral da OMS. Quimioprevenção do paludismo sazonal para controlar o paludismo por Plasmodium falciparum em zonas de elevada transmissão sazonal na sub-região africana do Sahel 2012, Acedido em: 1 de outubro de 2023. [Em linha]. Disponível em: https://iris.who.int/bitstream/handle/10665/337982/WHO-HTM-GMT-2012.02-fre.pdf?isAllowed=y&sequence=1.

16. Organização Mundial da Saúde. Quimioprevenção da malária sazonal através da administração de sulfadoxina-pirimetamina e amodiaquina a crianças: um guia de campo. Genebra: Organização Mundial de Saúde, 2013. Acedido em: 13 de julho de 2023. [Online]. Disponível em: https://apps.who.int/iris/handle/10665/85727.

17. Chemoprevention of Seasonal Malaria (CPS). "Manual de formação", *Med. Malar. Venture MMV*, 2013.

18. CAMPANHA DE QUIMIOPREVENÇÃO - PSIMALI. Acedido em: 14 de julho de 2023. [Online]. Disponível em: https://www.psimali.ml/2019/10/campagne-cps/.

19. Diretrizes sobre a malária_DHMOSHPH_2019-04_FINAL_En_0.pdf. [Citado em 13 de julho de 2023]. [Internet]. Disponível em: https://hr.un.org/sites/hr.un.org/files/Malaria%20Guidelines_DHMOSHPH_2019-04_FINAL_Fr_0.pd.

20. GUILBERT Cécile. A quimioprevenção da malária sazonal [Internet]. [França]: université de Lille 2; 2016 [citado 11 dez 2019]. Disponível em: petitedepot.univ-lille2.fr.

21. **Dena P**. Evaluation de l'effet de la chimio-prévention du paludisme saisonnier chez les enfants de 3-59 mois dans le district sanitaire de Bafoulabé. Tese de Doutoramento em Medicina, [20M206,P80].

22 **Sanogo M dit K**. Connaissances des mères et impact de la chimio-prévention du paludisme saisonnier chez les enfants de 3 à 59 mois dans les aires de santé Koulouba, Samè, N'Tomikorobougou et Badialan de 2015 à 2018, Thèse Pharmacie. [20P07,p69].

23. **Diarra BM.** Avaliação da cobertura da quimioprevenção da malária sazonal no distrito sanitário de Kadiolo (Mali) em 2017. Tese de Doutoramento em Medicina, [21M74,p120].

24. **Mallé AM**. Etude pilote sur l'utilisation de DihydroarthémisinePipéraquine chez les enfants de moins de 10 ans pour la chimio prévention du paludisme saisonnier à Kenenkoun dans le district sanitaire de Koulikoro, Mali. Tese de Medicina, [21M255 ,p57].

25. **Cisse B, Diallo T, Traoré D, Denou A, Coulibaly S K, Diarra A, Coulibaly B F, Bah S, Maïga A, Maïga S**. Estudo dos efeitos adversos relacionados com a administração de Sullfadoxina-Pirimetamina e Amodiaquina durante a quimioprevenção da malária sazonal no Mali. *Rev.* Malienne Infect. °°Microbiol. n 1, Art. n 1. junho de 2018. Doit: 10.53597/remim.v0i1.984.

26. **Kouakou T**. Estudo piloto sobre a quimioprevenção da malária sazonal em crianças dos 3 meses aos 9 anos numa zona de alta transmissão no Mali: Dangassa. Tese de Doutoramento em Medicina, [20M48,p75].

27. Sissoko, Ba M, Diallo D, Sanogo M, Diawara S, Guindo JB, Malan K, Diallo, Sanogo, FW, Diawara, Guindo, K, e Traore, Diop. Impacto da quimioprevenção da malária sazonal em crianças com idades compreendidas entre os 3 e os 59 meses nos distritos sanitários de Kangaba e Kolokani entre 2013 e 2015. Rev Mali Infect Microbiol 2020 Tomo 15 [Internet]. Disponível em: https://www.sciencedirect.com/science/article/pii/S0399077X17303876.

28. Dicko A, Diallo AI, Tembine I, Dicko Y, Dara N, Sidibe Y et Al. Impact de la Chimio Prévention du Paludisme sur la Morbidité et la Mortalité des Enfants de 3-59 Mois dans le district Sanitaire de Diré Mali: Chimio prévention du paludisme à Diré. Health Sci. *Dis.* vol. °°22, n 10, Art. n 10, Out. 2021. [Citado em 13 de julho de 2023]. [Internet]. Disponível em: http://www.hsd-fmsb.org/index.php/hsd/article/view/3022.

APÊNDICES

IX. APÊNDICES

Formulário de inquérito

1. Ano CPS: 202...
2. Taxa de incidência da malária: ....
3. Número de cartões CPS distribuídos :

➢ [3-11] Meses :...............................

➢] 12-59] Mês :.............................

4. Número médio de crianças que receberam uma dose de SP-AQ

➢ [3-11 [Mês :..............................

➢] 12-59] Mês :.............................

5. Número médio de crianças que vomitaram e receberam uma segunda dose de SP-AQ

➢ [3-11] Meses :..............................

➢] 12-59] Mês :.............................

6. Número de RDTs produzidos durante o CPE

➢ [3-11] Meses :..............................

➢] 12-59] Mês :.............................

7. Número de RDTs positivos durante o SPC

➢ [3-11] Meses :..............................

➢] 12-59] Mês :.............................

8. Razões que impedem as crianças de tomar os medicamentos CPS

➢ TDR+ :

✓ [3-11] Meses :.......................

✓] 12-59] Mês :.....................

➢ Sob cotrimoxazol :

✓ [3-11] Meses :......................

✓] 12-59] Mês :.....................

➢ Alergia :

✓ [3-11] Meses :......................

✓] 12-59] Mês :.....................

➢ Vómito 2 dose :

✓ [3-11] Meses :......................

✓] 12-59] Mês :.....................

➢ Incapacidade de engolir :

✓ [3-11] Meses :......................

- ✓] 12-59] Mês :.....................

- ➢ Outros :
- ✓ [3-11] Meses :......................
- ✓] 12-59] Mês :.....................

9. Percentagem de crianças que receberam o SP-AQ durante as 4 visitas do CPS

- ➢ [3 -11 [Mês :..............................
- ➢] 12-59] Mês :.............................

10. Taxa média de crianças que recebem SP-AQ nas 4 visitas

Áreas da saúde	3-11] Mês	12-59] Meses

FICHA DE FACTOS

Nome: Fané

Nome próprio: Fatoumata

Data e local de nascimento: 21/06/1999 em Kati

Telefone: 83 37 51 74

Correio eletrónico: fatoumatafane03@gmail.com

Título da tese: Avaliação dos dados das campanhas sazonais de quimioprevenção da malária em crianças dos 3 aos 59 meses de idade no distrito sanitário de Kati.

Ano académico: 2023-2024

Cidade de tese: Bamako

País de origem: Mali

Depositário: Biblioteca FMOS/FAPH

Área de interesse:

Resumo:

Trata-se de um estudo transversal quantitativo retrospetivo. Os dados foram recolhidos durante um período de três meses, de 1 de janeiro a 31 de março de 2023. O objetivo deste estudo foi avaliar os dados das campanhas sazonais de quimioprevenção da malária para crianças entre os 3 e os 59 meses de idade no distrito sanitário de Kati durante os últimos três anos (2020-2021-2022). Os resultados destacam os seguintes pontos:

Uma cobertura satisfatória da DPC e um fluxo regular das diferentes passagens nos últimos três anos. A taxa de RDT positivos aumentou todos os anos. As principais razões para não tomar a medicação foram os RDT positivos, os vómitos e as crianças que tomam co-trimoxazol. Durante as várias campanhas, foram registados eventos adversos menores, mas não foram notificados casos graves. No nosso estudo, a avaliação dos dados relativos aos anos correspondentes mostra um aumento da incidência da doença.

Palavras chave: Quimioprevenção, Malária sazonal.

FICHA DE FACTOS

Nome: Fané

Nome próprio: Fatoumata

Data e local de nascimento: 21/06/1999 em Kati

Telefone: 83 37 51 74

Correio eletrónico: fatoumatafane03@gmail.com

Título da tese: Dados de avaliação das campanhas sazonais de quimioprevenção da malária em crianças dos 3 aos 59 meses de idade no distrito sanitário de Kati.

Ano académico: 2023-2024

Cidade de defesa: Bamako

País de origem: Mali

Local de depósito: Biblioteca da FMOS/FAPH

Setor de interesse:

Resumo:

Trata-se de um estudo transversal retrospetivo de carácter quantitativo. A recolha teve lugar durante um período de três meses, de 1 de janeiro a 31 de março de 2023. O objetivo deste estudo foi avaliar os dados das campanhas sazonais de quimioprevenção da malária em crianças de 3 a 59 meses no distrito sanitário de Kati nos últimos três anos (2020-2021-2022).

Os resultados evidenciam os seguintes pontos:

Uma cobertura satisfatória da DPC e uma evolução regular das diferentes passagens ao longo dos últimos três anos. A taxa de positividade dos RDT aumenta todos os anos. As principais razões para evitar a medicação foram os RDT positivos, os vómitos e as crianças que tomaram cotrimoxazol. Foram registados efeitos adversos menores durante as várias campanhas, mas nenhum caso grave. No nosso estudo, a avaliação dos dados dos anos correspondentes mostra um crescimento da incidência da doença.

Palavras-chave: Prevenção da quimioterapia, malária sazonal.

JURAMENTO DE GALENO

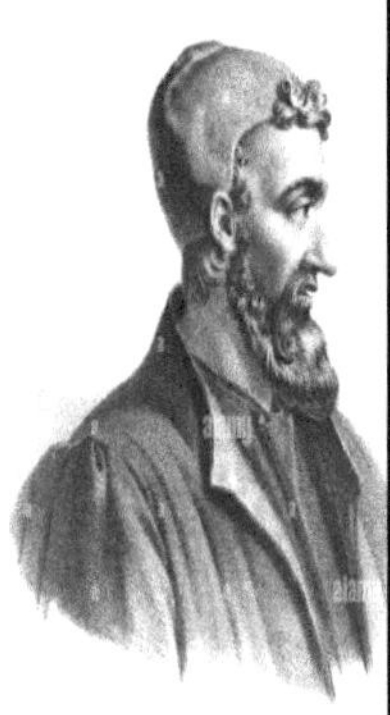

Juro, na presença dos mestres da Faculdade
conselheiros da Ordem dos Farmacêuticos, e dos meus
colegas estudantes :
Honrar aqueles que me ensinaram os preceitos da minha arte
da minha arte e de lhes exprimir a minha gratidão
e exprimir-lhes a minha gratidão, mantendo-me fiel aos seus
ensinamentos,
Exercer a minha profissão no interesse da saúde pública
exercer a minha profissão no interesse da saúde pública
a legislação em vigor, mas também as regras de honra
as regras de honra, de probidade e de
desinteresse,
nunca esquecer a minha responsabilidade e os meus deveres
nunca esquecer a minha responsabilidade e os meus deveres
para com os doentes e a sua dignidade humana,
Em caso algum aceitarei utilizar os meus conhecimentos e a
minha
utilizar os meus conhecimentos e a minha posição para
corromper a moral
e encorajar actos criminosos,
Que os homens me estimem se eu for fiel às minhas

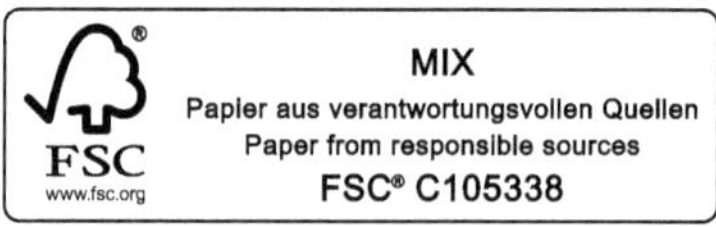

Printed by Books on Demand GmbH, Norderstedt / Germany